SERVICE DE LA SANTÉ
ET DE L'HYGIÈNE PUBLIQUES AU MAROC

*Il est tiré de ce travail, par l'Imprimerie Officielle du Protectorat, deux cent cinquante exemplaires dont ceux numérotés de **1** à **25** sont réservés à l'auteur et les autres numérotés, de **26** à **250** sont vendus au profit des Œuvres de Bienfaisance de Madame la Maréchale LYAUTEY.*

LE MARABOUT DE SIDI BEN ACHIR

SES RAPPORTS AVEC L'ASSISTANCE PUBLIQUE

Vers l'an 1300 de notre ère, le saint personnage Sidi
Ben Achir, vint se fixer à Salé. Il avait des connaissances
médicales et réalisa, de son vivant, des guérisons. Après sa
mort, des pèlerins, venus le consulter, furent guéris pour
s'être assis auprès de sa tombe. Une tradition populaire de
foi à ses miracles s'instaura dès lors. Les tribus voisines de
Salé : Zaër, Séoul, Haoussine, Aameur, ont toujours fourni
un contingent important de pèlerins. La renommée de Sidi
Ben Achir s'étend d'ailleurs beaucoup plus loin, et récemment encore, l'asile abritait des pèlerins venus de Fez.

Au cours d'une de ses visites à Salé, le sultan Moulay
Smaïn, vers 1810, reprocha aux habitants leur indifférence
par trop apparente pour la sépulture du saint. Sur son
ordre, on éleva une kouba sur l'emplacement de la tombe
miraculeuse ; la tombe occupa le milieu de la salle assez
vaste, séparée par une barrière de bois en deux parties :
l'une pour les hommes, l'autre pour les femmes. Le sultan
fit construire dans le corps de bâtiment attenant, 36 bénika
ou chambres d'hôtes et trois cabanons pour les aliénés mu-
nis de chaînes et du carcan traditionnels. Plus récemment,
deux cabanons nouveaux ont été construits. En 1887, on
édifia une vaste salle devant servir de djemaâ. Enfin, vers
1908, le notable slaoui, Moulay Ahmed Saboudji, fit flan-
quer le bâtiment principal par une longue salle destinée à
abriter les pèlerins indigents.

Ces indigents, venus en principe pour prier et atten-
dre la guérison de leurs maux, ont en fait, pris possession
de la chambre qui leur était affectée. Leur nombre crois-

sant, ils ont débordé de ce local et logent dans les casemates proches du marabout de Sidi Ben Achir qui desservaient autrefois l'artillerie des remparts. Certains même logent dans la petite kouba de Sidi Moussa ben Ali qui se dresse à quelques pas de l'entrée des bâtiments de Sidi Ben Achir. L'indulgente charité musulmane veut bien fermer les yeux sur ce manque de respect ; quant aux femmes, elles ont envahi la grande salle construite, il a trente-quatre ans, pour servir de mosquée.

Les indigents de Sidi Ben Achir exercent exclusivement la profession de mendiants. Leur nombre varie entre 100 et 200. On peut tenir qu'une centaine constituent un noyau stable gîté à demeure dans les annexes du marabout. Ils entrent et sortent librement de ces locaux sans aucun contrôle. Ils y viennent s'abriter contre la nuit ou les intempéries. Le jour ils s'égaillent à travers la ville, et assis le long des rues par petits groupes, rappellent aux croyants, avec insistance, le devoir coranique de l'aumône. Ils étalent à la pitié ou au dégoût du passant telles mutilations, cicatrices de brûlures de l'œil et des paupières, moignons de poignets, dont la rude justice chérifienne de jadis crut devoir leur imposer le châtiment ; tels lupus, telles syphilides ignobles de la face ou des membres, sertis dans un pittoresque assemblage de loques sordides où la vermine prend ses ébats. Leur subsistance est exclusivement assurée par la mendicité ; parfois cependant leur ordinaire se corse des reliefs de quelque riche pèlerin ; le marabout de Sidi Ben Achir ne les nourrit en aucune façon. Lorsque la nuit les a rabattus sur leurs logements du marabout, ils s'étendent sur une couche de nattes et de hardes immondes qu'aucune collectivité religieuse, qu'aucun organisme administratif ne considère avoir la charge de renouveler.

Les aliénés sont logés dans des cellules nues et propres astreints au port du lourd collier de fer de la chaîne. Presque tous sont d'anciens fumeurs de kif. Les gardiens les traitent avec une respectueuse douceur. Leur nourriture comporte un pain par jour, mais la charité privée améliore parfois cet ordinaire succinct. Leur nourriture et leur entretien incombent au nadir des zaouia. Ils sont dirigés sur les cabanons de Sidi Ben Achir par l'autorité des pachas, sans autre formalité que la demande des familles ou de tel groupement constitué ; aucune vérification médicale n'est requise. Le diagnostic semble toujours, d'ailleurs, avoir été posé avec compétence et sincérité.

Les pèlerins aisés s'entendent, pour leur séjour dans les bénika, avec le gardien du marabout. Il n'y a pas de tarif fixé. L'hôte verse au marabout un tribut en rapport avec sa fortune, sa reconnaissance ou sa piété. Il se nourrit à ses frais, à sa convenance et par ses propres moyens. La coutume établie veut qu'au départ il fasse blanchir sa chambre à la chaux.

La fondation du marabout a d'autres ressources que le tribut des pèlerins : des dons privés assez fréquents et des collectes faites à travers la ville de Salé, au moment des fêtes religieuses. L'ensemble de ces ressources s'élève à 35.000 francs par an environ qui servent à l'entretien de l'immeuble et du personnel. Parmi les charges d'entretien, le blanchiment à la chaux de tout le bâtiment du marabout et de ses annexes s'effectue régulièrement tous les ans au moment de la fête du Mouloud. Des blanchiments partiels sont effectués de nouveau à divers moments de l'année ; l'étiage du budget et le zèle du nadir des zaouïa sont fonctions de leur fréquence et de leur étendue.

Le personnel subalterne, gardiens des fous, agents de nettoyage, se compose de deux hommes et de trois femmes.

La conduite des prières est assurée par un imam appointé.

La garde et la surveillance du marabout sont traditionnellement confiées à la famille des Ouled Amar. Les membres de cette très nombreuse famille ne logent pas au marabout ; ils prennent la direction et la surveillance de la fondation, à tour de rôle, une semaine chacun.

Il existe au-dessus de ce personnel une sorte de comité de contrôle qui comprend : le Pacha de Salé, deux membres de la famille des Ouled Amar, le nadir des zaouïa et un notable de la ville qui est actuellement Si el Hadj Neffers.

Certains médecins des formations hospitalières ont parfois adressé, avec un billet d'entrée, leurs indigènes incurables à Sidi Ben Achir, qu'ils considéraient comme un asile de l'Assistance Publique. Cette pratique doit être considérée comme un errement, car Sidi Ben Achir ne possède ni infirmiers, ni médicaments, ni objets de pansements, ni aménagements nécessaires à un malade ; que les miséreux y entrent et en sortent librement et subviennent eux-mêmes, par la mendicité, à leur subsistance ; que, la plupart des incurables dirigés sur Sidi Ben Achir étant des impotents, ils courent le risque d'y mourir de faim et de misère physiologique. Le Pacha de Salé, sollicité à diverses reprises pour assurer l'entretien et la nourriture de tels malades, y a toujours consenti dans un sentiment plus charitable qu'administratif, laissant bien entendre, à travers les plus courtoises réticences, qu'une telle façon de procéder ne devait pas être érigée en règle, mais bien considérée comme mesure d'exception.

Les notabilité musulmanes de Salé voient dans l'agglomération de déchets humains qu'abrite Sidi Ben Achir constitue un foyer d'élection virtuel pour toute épidémie et crée un danger de gravité évidente pour la population voisine avec qui ils se mettent quotidiennement en contact. Au cours de l'été de 1920, un accord était intervenu entre le chef des Services Municipaux, le Pacha et le Bureau d'Hygiène, pour l'essai d'un nettoyage complet de Sidi Ben Achir. Le Pacha devait collecter les fonds nécessaires pour remplacer les vêtements trop loqueteux, les nattes trop sordides que l'on devrait brûler, acheter les récipients utiles au savonnage des corps (à défaut d'un appareil de douches que le Service de Santé militaire ne pouvait prêter), le bois pour le chauffage de l'eau et la chaux pour le blanchiment intérieur des murs. Le Bureau d'Hygiène assurait la direction de l'opération, fournissait le personnel technique, le mélange vinaigre-sublimé pour

la chevelure, l'huile camphrée pour l'onction du corps
(l'onction au pétrole ayant été refusée au nom des suscepti-
bilités rituelles), le soufre pour la désinsectisation.

Ce projet n'est certes pas enterré : le Bureau d'Hygiène
conserve précieusement les touques d'huile camphrée qu'il
prépara et ses bouteilles de vinaigre-sublimé. Mais les autres approvisionnements sont encore en voie de constitu-
tion au prix de mille difficultés, de mille lenteurs plutôt,
dont l'administration musulmane sait ne plus s'émouvoir.

Ne serait-ce pas bien appliquer le principe de la tutelle
que, sans rien toucher à son fonctionnement actuel, d'ins-
taller tout auprès de Sidi Ben Achir un poste d'épouillage,
de désinfection et de vaccination ? Les fluctuations de la
population miséreuse, le courant des pèlerins d'origine
souvent lointaine lui donneraient matière à fonctionner
constamment : il serait poste d'écoutes de l'Hygiène en milieu suspect, discret agent de liaison entre notre assistance
médicale et une œuvre populaire de charité musulmane.

Evidemment, le besoin d'un asile pour vieillards et
incurables se fait sentir pour dégorger les formations hospitalières et alléger leur fonctionnement. Mais ne vaudrait-
il pas mieux le prévoir et l'organiser de toutes pièces que
de transformer profondément et brusquement en organe
administratif un établissement plus pieux encore que charitable. Ne doit-on pas craindre de froisser les susceptibili-
tés de la foi indigène, de troubler au moins le cours de tra-
ditions indiscutées. Quels avantages, d'ailleurs, présente-
rait par contre la transformation en asile ? Locaux inutili-
sables, matériel et personnel inexistants : on devrait tout
créer ; au prix de quels sacrifices pécuniers ? L'économie
semble évidente d'édifier celà, sans toucher à ceci. D'au-
tant que cette mainmise sur une œuvre indigène indépen-
dante constituerait un fait d'administration directe absolu-
ment contraire aux plus récentes directives politiques.

Dr Paul VALETON.

Salé, mars 1921.

9 782329 042084